DE LA PROPHYLAXIE

DE LA

PHTHISIE PULMONAIRE

MÉMOIRE

PRÉSENTÉ

AU CONCOURS DE MÉDECINE DE GRENADE (ESPAGNE)

PAR

EDMOND METZQUER

DE MONTBOZON (HAUTE-SAÔNE)

LAURÉAT DE LA FACULTÉ DE MÉDECINE DE STRASBOURG ET DES HÔPITAUX.

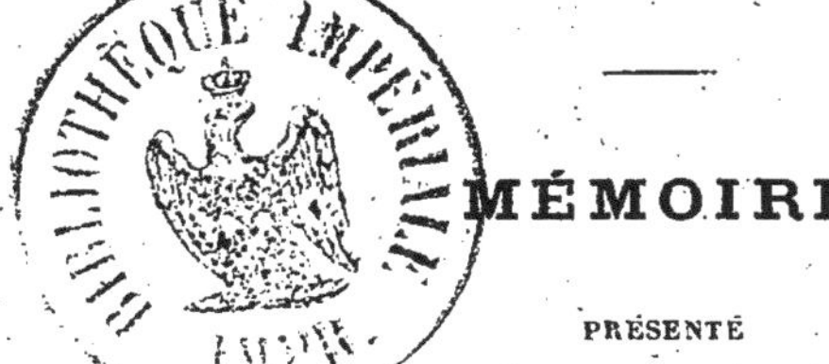

STRASBOURG

TYPOGRAPHIE DE G. SILBERMANN.

1869.

DE LA PROPHYLAXIE

DE LA

PHTHISIE PULMONAIRE

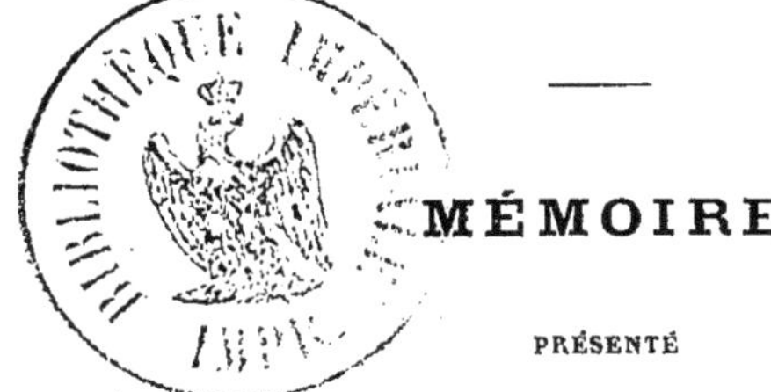

MÉMOIRE

PRÉSENTÉ

AU CONCOURS DE MÉDECINE DE GRENADE (ESPAGNE)

PAR

EDMOND METZQUER

DE MONTBOZON (HAUTE-SAÔNE)

LAURÉAT DE LA FACULTÉ DE MÉDECINE DE STRASBOURG ET DES HÔPITAUX.

STRASBOURG

TYPOGRAPHIE DE G. SILBERMANN.

1869.

A MON GRAND'PÈRE, A MA GRAND'MÈRE

Tendre amour filial.

A MON PÈRE

MON PREMIER ET MON PLUS CHER MAÎTRE

« Je n'ai d'autre ambition que de marcher sur vos traces. »

A MA BONNE MÈRE

« C'est à votre tendre énergie que je dois de faire ma médecine. »

A MA FAMILLE

A MADAME LA COMTESSE DE NATTES

Hommage respectueux.

A MONSIEUR LE DOCTEUR GEVREY, DE VESOUL

Ami et parent.

A MADAME ET MONSIEUR DUVERNET DE LA CASSAGNE

MAIRE DE ROUGEMONT

Souvenir de mon premier examen.

EDMOND METZQUER.

A MES MAITRES

MM. HECHT, MICHEL, RAMEAUX, TOURDES, WIEGER,

qui en toute circonstance m'ont témoigné une grande bienveillance
et qui en cette occasion même ont bien voulu entendre la lecture
de mon mémoire et m'aider de leurs conseils.

A MESSIEURS

LES MEMBRES DE L'ACADÉMIE DE MÉDECINE DE GRENADE.

EDMOND METZQUER.

DE LA PROPHYLAXIE

DE LA

PHTHISIE PULMONAIRE

Prévenez la phlegmasie, et vous guérirez
vos malades.　　CRUVEILHIER.

INTRODUCTION.

IMPORTANCE DU SUJET. — DIFFICULTÉ DE LE RÉSOUDRE. — ON N'EN PEUT CHERCHER LA SOLUTION QUE DANS L'INDICATION CAUSALE.

La question posée par l'Académie de médecine de Grenade est une des plus délicates, une des plus controversées de la pathologie; mais hâtons-nous de dire que c'est peut-être celle qui présente aux chercheurs le champ le plus fécond en déductions utiles, puisque la fréquence de cette terrible maladie, la phthisie, n'a d'égale que dans sa gravité. Tous les peuples, toutes les races, toutes les conditions, tous les âges sont exposés à ce fléau cruel connu dès la plus haute antiquité, ayant toujours conservé autant de force dans son action, et qui ne s'épuisera que lorsqu'on aura trouvé sa substance antagonique, selon l'expression de M. le docteur Villemin à la fin de son livre, dans lequel, après nous avoir terrifiés par la virulence et la contagion de la phthisie, il nous donne, au moins en finissant, une pensée consolante.

On serait presque tenté de douter de l'art lorsqu'on voit tant d'individus enlevés à la fleur de leur âge, presque sans que la médecine, parmi tant de morts, puisse compter un succès, sans que la thérapeutique puisse dire : Nous avons un remède qui, s'il n'est pas une panacée, s'il n'est pas un spécifique, au moins a une action que nous connaissons par-faitement. C'est que jusqu'ici les causes, la pathogénie, la nature, n'ont pas été connues; c'est que les anciens, si, comme Morgagni, ils ne craignaient pas la phthisie, étaient trop imbus de cette idée que, malgré tout traitement, elle devait aboutir à un but fatal : la mort. Après que tant de grands génies n'ont pu éclairer la question qui nous occupe, je ne peux me défendre d'un juste mouvement de crainte en l'abordant ; mais en cela j'ai sur eux, je le reconnais, un immense avantage : je profite de leurs travaux, je m'inspire de leurs écrits; guidé par des maîtres bienveillants, je rassemble dans leurs œuvres ce que je crois de nature à élucider ce point si délicat et si litigieux. Je passerai à dessein sous silence les questions controversées qui ne se rapportent pas directement au sujet que je traite. Je rechercherai avant tout dans l'indication causale la solution du problème, car on ne peut prévenir une maladie encore en germe, ni combattre une maladie déclarée que lorsqu'on connaît parfaite ment les causes qui peuvent l'amener. La contagion et l'hérédité dans la phthisie seront deux questions sur lesquelles j'appellerai plus particulièrement l'attention, et je montrerai à l'occasion tout le rôle qu'elles jouent dans la prophylaxie. Mais je n'ignore pas non plus que j'entre sur un terrain encombré par un luxe de mots qui ne servent qu'à mettre la confusion dans un sujet déjà trop confus par lui-même. Cela s'explique si l'on réfléchit au grand nombre d'auteurs qui se sont occupés de la question, et qui tous ont voulu, ou bien employer le même mot pour désigner les choses les plus disparates, ou bien introduire un néologisme malheureux adopté seulement par les disciples de celui qui l'avait inventé.

Déblayer la route et indiquer nettement la signification des mots employés, nous semble nécessaire à la clarté de notre sujet. Voici donc comment je me propose de diviser cette étude : dans un chapitre premier, je passerai en revue les diverses opinions qui ont eu cours sur la phthisie, depuis Hippocrate jusqu'à nous. Cette étude, on le conçoit, sera sommaire, le temps dont je dispose ne me permettant pas d'y consacrer plus de place dans ce travail; je terminerai ce chapitre par la définition aussi nette et précise qu'il me sera possible des termes sur lesquels tous les auteurs ne sont pas d'accord et que j'emploierai dans le cours de ce mémoire.

L'étude des causes fera l'objet du second chapitre; j'y montrerai la grande part que l'on doit faire au vice scrofuleux dans l'étiologie de la phthisie; j'aurai l'occasion d'y développer quelques idées personnelles, sinon à moi, du moins à mes maîtres qui ont bien voulu me permettre en cette circonstance de me les approprier. Dans le troisième chapi.e, j'étudierai la scro alose aiguë ou chronique, et je ferai l'exposé très-sommaire de différentes théories émises sur cette diathèse. L'étude des phthisies, de leurs rapports, des différences qui les séparent, fera l'objet du quatrième chapitre. Dans le cinquième je donnerai sur la contagion et l'hérédité de la phthisie les résultats auxquels on est arrivé. Enfin, dans un sixième chapitre, comme une conséquence, comme un corollaire forcé, découleront les préceptes prophylactiques. Le résumé rapide de ce qui précède, les conclusions à en déduire, un chapitre sur les stations hivernales d'Espagne, compléteront ce travail, que je soumets à l'appréciation de mes juges.

CHAPITRE PREMIER.

HISTORIQUE.

Nous étudierons l'historique au point de vue de la prophylaxie. Il est curieux et même nécessaire de voir comment, aux différentes époques, on a compris la phthisie; car de son étiologie et de l'idée que l'on se faisait de sa nature, devaient découler les moyens préventifs à lui opposer lorsque cette maladie n'est encore chez l'individu qu'à l'état virtuel ou de prédisposition, aussi bien que les moyens curatifs propres à la combattre une fois déclarée. On conçoit sans peine que Laënnec et son école, que représentent encore aujourd'hui Grisolle et Chomel, prétendant que le tubercule n'est jamais ni une inflammation, ni le produit d'une inflammation, doivent être conséquents en pratique et borner leur prophylaxie aux moyens généraux, puissants adjuvants d'un autre traitement, nous le verrons, branche im portante, il est vrai, de la prophylaxie, mais pourtant ne composant pas à eux seuls tous les moyens préventifs. Pour Broussais et son école, au contraire, à laquelle nous n'hésitons pas à rattacher deux célébrités allemandes, Virchow et Reinhart, c'est l'inflammation, c'est l'irritation qui produit la phthisie; prévenir l'irritation, c'est prévenir la phthisie. Tous ces systèmes ont quelque chose de bon au point de vue pratique; mais, comme tous les systèmes, ils sont trop exclusifs et tombent par cela même. Rechercher dans toutes ces doctrines ce que la prophylaxie en peut tirer, fera le seul mérite de ce travail. Avant de commencer l'historique et après avoir compulsé tous les documents nécessaires à cette partie de mon travail, je ne puis me défendre d'étonnement en voyant combien peu les auteurs se sont occupés des moyens propres à prévenir la phthisie. Ils se sont attachés avant tout à en rechercher les symptômes, à en découvrir la nature; et, une fois la maladie reconnue, les uns, avec un nihilisme décourageant, confessaient leur impuissance et attendaient le terme fatal; les autres, avec des idées systématiques malheureusement trop assurées et trop dangereuses, appliquaient sans ménagement, dans la thérapeutique, les théories, bases de leur système. Mais de prophylaxie, peu ou point.

Nous distinguerons dans l'historique de la phthisie trois périodes, caractérisées toutes trois par une tendance spéciale. La première, commençant à Hippocrate, finit à Plater et à Théoph. Bonnet. C'est l'enfance de la science, ce sont les hypothèses les plus hasardées. La seconde commence à Fréd. Hoffmann et Leutard, c'est-à-dire au dix-huitième siècle, et finit avec Lebert; c'est la période anatomo-pathologiques, les autopsies sont en honneur. On y discute la nature de la phthisie, et Laënnec et Broussais y paraissent comme antagonistes et chefs d'école. Avec le microscope s'ouvre une nouvelle ère pour la phthisie, et l'on voit les erreurs de Lebert attaquées et ruinées par Virchow et Reinhardt.

La première période a plutôt un intérêt scientifique que pratique. Les auteurs que j'y place arrivent à prévoir un des côtés de la question. On y remarque Cœlius Aurelianus, Aretée, Celse, Oribase, Aetius, Paul d'Égine ; mais leurs notions sur la phthisie étaient bien bornées : pour eux, tubercule signifiait tumeur.

Mais remarquons que, dans toute cette longue période, ces auteurs n'attachaient au mot aucun sens spécifique ; c'était une tumeur et rien qu'une tumeur. Hippocrate, avant eux, allait déjà un peu plus loin : le tubercule ($\varphi\upsilon\mu\alpha$, tumeur crue) était, d'après lui, appelé à se ramollir et amenait la consomption. Arétée, si l'on en croit Fréd. Hoffmann, avait au moins sur la phthisie et le tubercule des notions aussi précises que celles d'Hippocrate (Fréd. Hoffmann, *Opera omnia*, Genève 1748). Rien sur la phthisie jusqu'au moyen âge, où quelques écrits sans valeur des Arabes ne valent pas même la peine d'être cités. D'ailleurs, comme le disent MM. Hérard et Cornil, les Arabes étaient à ce moment occupés à traduire les textes grecs, et ne firent faire à la phthisie aucun progrès. Il faut arriver jusqu'au dix-septième siècle pour avoir, je ne dirai pas des notions précises sur la maladie qui nous occupe, mais quelques saines idées. C'est alors que Benet, Plater, Théoph. Bonnet, ce dernier surtout dans son ouvrage intitulé : *Sepulchretum*, décrivent les tubercules et les cavernes.

Les auteurs de cette époque ne connaissant la maladie tuberculeuse ni dans sa nature, ni dans ses causes, ni dans ses symptômes, pouvaient-ils penser seulement à s'en prémunir ? Assurément non ; aussi ne voit-on dans leurs ouvrages absolument rien qui ressemble au traitement prophylactique. Ne nous en étonnons pas, nous trouverons cette lacune dans les ouvrages de nos contemporains ; nous ne pouvons en induire qu'une chose : c'est que, pour que la prophylaxie puisse s'asseoir sur des bases solides, elle avait besoin, comme je le disais plus haut, de la connaissance des causes et de l'appui de l'anatomie pathologique et du microscope.

Dans la seconde période, qui correspond au dix-huitième siècle, nous voyons Fréd. Hoffmann, Lieutard et Starck montrer une tendance anatomo-pathologique très-marquée ; c'est sur le cadavre, c'est dans les autopsies qu'ils recherchent la nature de la maladie. Morgagni craint la phthisie, il la croit contagieuse ; et pour cela même, MM. Hérard et

Cornil l'accusent de ne pas avoir fait faire de progrès à la prophylaxie. Certains auteurs prétendraient, au contraire, que cette assertion même de Morgagni était un pas fait au moins au point de vue qui nous occupe. Nous nous réservons de discuter plus loin cette question. Mais pendant que l'anatomie pathologique, par les travaux indiqués, faisait quelques progrès, une malheureuse tendance à rechercher dans l'étiologie la nature de la phthisie s'introduisit dans les esprits et, qu'on me passe l'expression, fit mode. Bayle reconnaissait six espèces de phthisies : 1° la tuberculeuse; 2° la granuleuse; 3° la mélanique; 4° l'ulcéreuse; 5° la calculeuse; 6° la cancéreuse. A coup sûr cependant, Bayle a un mérite, c'est d'avoir entrevu la distinction entre la granulation miliaire et la pneumonie caséuse. Avant lui, Sauvages et Morton suivent ce système et subdivisent les phthisies à l'envi. Portal, un des premiers, avait parlé du traitement prophylactique de la phthisie (Paris 1792). Joseph Franck (*Encyclopédie des sciences médicales*), subdivise les phthisies en scrofuleuse, arthritique, carcinomateuse, hémorrhoïdale, scorbutique et syphilitique. La question prophylactique est traitée avec assez de détails; on voit que déjà l'étude des causes a fait des progrès. Il ne recommande pas trop l'équitation, si prônée par Sydenham dans la prophylaxie. Avec Broussais et Laënnec paraissent deux théories opposées et également remarquables : c'est l'inflammation chronique, produite ou entretenue, soit par l'inflammation des capillaires sanguins, soit par celle des lymphatiques qui, pour Broussais, entraîne à la phthisie. Cette opinion fut partagée et soutenue par Brouillaud, Cruveilhier et Andral. Laënnec regarde le tubercule comme une production étrangère sans analogue dans l'organisme sain; Louis se range à l'avis de Laënnec. Pour les premiers, la prophylaxie de la phthisie rentre dans celle de l'inflammation; Laënnec et son école mettent les moyens préventifs au second plan.

C'est alors que le microscope est mis au service des recherches anatomo-pathologiques, et que Lebert, peut-être partisan des idées de Laënnec sur le tubercule, veut retrouver dans sa composition des cellules spécifiques. Il les retrouve, et les globules tuberculeux de Lebert se placent pour leur spécificité à côté du globule cancéreux. Rokitansky, à Vienne, appuie cette opinion de son autorité. Ces idées étaient assez généralement admises, lorsque Reinhardt avança que la spécificité tient, non pas à la forme du globule, mais à la multiplicité des tissus atteints de phlegmasie dans la phthisie. La pneumonie caséuse ou scrofuleuse est décrite avec soin par lui; mais il laisse de côté le tubercule, la granulation, que devait éclairer plus tard le génie puissant de Virchow.

J'arrête ici mon historique, ne parlant pas à dessein des auteurs français contemporains, sur lesquels j'aurai occasion de revenir, et qui me fourniront souvent des matériaux pour mon travail, quelquefois un sujet de critique.

Avant d'aborder l'étude des causes, je vais, comme je l'ai annoncé, définir les termes dont je me servirai, car la question de la phthisie est, on le sait, riche en expressions synonymes, quelquefois fausses, toujours équivoques : tuberculose, tuberculisation, tubercules jaunes, tubercules gris, granulation, granulies, sont autant de termes employés dans différents sens par les différents auteurs. Pour nous, autant qu'il nous sera possible, nous éviterons d'employer le terme tuberculose et tuberculisation; car, comme dit Niemayer : « On entend par tuberculose une végétation de cellules et de noyaux formant des nodosités isolées, et l'on parle d'une tuberculisation du cancer, du pus épaissi, lorsque ces produits sont transformés en une masse jaune caséeuse. » J'appellerai *granulation* les véritables tubercules se développant dans le tissu conjonctif, comme nous le verrons, et je donnerai le nom de *pneumonie caseuse* ou *scrofuleuse* à ces pneumonies siégeant ordinairement au sommet du poumon, et que l'on avait prises pour des tubercules jaunes, parce que ceux qui les retrouvaient sur le poumon les voyaient à une période avancée de leur évolution regressive. Comme la pneumonie caséeuse, le tubercule peut aboutir à la destruction, entraîner la phthisie. Si je voulais aussi introduire un néologisme dans cette question, j'appellerais, avec M. Wieger, *thyrose* la pneumonie caséeuse, et *granulose*, pour me séparer d'Empis, ce que ce dernier appelle *granulie*.

CHAPITRE II.

CAUSES.

Nous ferons une large part à ce chapitre, car, à nos yeux, c'est le point délicat et important; la prophylaxie en découle forcément : vraiment efficace, si l'étiologie est parfaitement établie; misérablement empirique, sinon dangereuse, dans le cas contraire. Parmi les causes prédisposantes, il en est trois : la scrofulose, l'hérédité et la contagion, qui nous ont semblé mériter des chapitres spéciaux, soit parce que, selon nous, elles prennent une large part dans la phthisie (scrofule), soit parce que, malgré toutes les discussions, elles sont encore très-controversées (hérédité et contagion). A la question de la contagion se rattachera celle de l'inoculabilité de la phthisie, et nous aurons occasion de discuter les opinions de M. Villemin. Il importe ici de déclarer avec M. Bouchard que, sur le terrain de la phthisie comme sur celui de la syphilis, deux camps opposés se trouvent en présence : les uns, avec Laënnec et M. Villemin, pensent que la matière tuberculeuse est une, toujours identique, ne variant que par l'âge : ce sont les unicistes; d'autres, au contraire, distinguent de la tuberculose les processus pneumoniques ordinaires de la phthisie. La granulation se développe dans le tissu conjonctif extra-alvéolaire, et particulièrement au niveau de la bifurcation des vaisseaux. La pneumonie caséeuse est intra-alvéolaire. Comme profession de foi, nous devons déclarer ici que, pour la tuberculose comme pour la syphilis, nous sommes partisan du dualisme. Nous donnerons plus bas les raisons qui légitiment notre manière de voir.

Deux ordres bien distincts de causes agissent pour produire la phthisie : les unes, de longue durée, très-souvent héréditaires, préparent petit à petit l'organisme en l'affaiblissant; d'autres, agissant sur ce terrain prédisposé, font éclater la maladie. Les premières sont appelées *prédisposantes*; les secondes, *efficientes* ou *déterminantes*. Il y a, comme je l'ai souvent entendu répéter par mes maîtres, deux facteurs constants, dont il faut tenir compte dans tout acte morbide : l'un, la cause locale ou générale agissante ; l'autre, la réceptivité individuelle. Le tempéramment est comme un champ mis en état par la cause prédisposante à recevoir la graine ; et cette graine, qui fera éclore la maladie, c'est la cause occasionnelle. Lequel de ces deux ordres de causes importe-t-il le plus à l'hygiéniste de combattre ? Je n'oserais me prononcer ; mais je crois que, par exemple, si, par des médicaments appropriés, on est parvenu à modifier le tempéramment scrofuleux et par conséquent à éteindre la prédisposition, les effets des causes efficientes seront supprimés par cela même ou considérablement affaiblis dans leur intensité ; c'est ainsi qu'une bronchite qui amènera la phthisie chez un scrofuleux ne donnera pas lieu à des accidents graves chez un enfant sain.

a) **Causes prédisposantes.**

1° *Contagion.* — Nous ne faisons que l'indiquer ici (voy. chap. V). Nous avons vu que Morgagni, le premier, craignit la contagion : elle est généralement niée dans le nord, admise dans le midi de la France, en Italie et en Espagne.

2° *Climats.* — Y a-t-il des climats qui font naître particulièrement la phthisie ; d'autres, au contraire, dans lesquels on ne la remarquerait pas ou très-rarement ? La question ainsi posée nous semble difficile à résoudre ; aussi voyons-nous que les auteurs y ont répondu très-différemment. Les uns ont prétendu que la phthisie ne se développe que dans les climats tempérés, les climats excessifs en étant exempts. Cette opinion fut avancée par Harwood dans son livre intitulé : *On the curative influence of the southern coats of England* (p. 183, London 1828), et par Chricton (*Pratical Observations of pulmonary consomption*, p. 50, London 1823), Casimir Broussais, dans un rapport à l'Académie de médecine, avait déjà fait ressortir le petit nombre de phthisiques que l'on remarque dans nos possessions d'Algérie. Mais cette opinion fut vivement combattue, et les auteurs nous firent voir la phthisie très-fréquente en Suède et en Russie (Thielmann), aux Antilles (Levacher), à Madère et à Rio Janeiro, à Libourne, à Florence, à Gibraltar, à Malte

(Sutton). M. Hecht me faisait observer avec beaucoup de raison que ces lieux sont les rendez-vous de tous les phthisiques de l'Europe, et qu'il faut tenir grand compte de cette circonstance dans la statistique. On voit la phthisie sévir avec fureur en Espagne et en Portugal. Enfin, Clarck et Louis pensent que le climat n'exerce aucune influence.

La question ainsi est mal posée : il ne faut pas chercher si la température excessive est cause de phthisie, mais voir l'action des variations de température sur les tempéraments. On doit subdiviser la question des climats et étudier d'abord : 1° les variations de température ; 2° l'humidité de l'air ; 3° l'altitude. Cette cause, climat, agit, je crois, plutôt comme déterminante de phthisie, en donnant lieu à une bronchite, que comme cause vraiment prédisposante. Cependant, avec Andral, je n'hésite pas d'attribuer aux variations brusques et ordinaires de la température une influence prédisposante. Mais Andral ne se rendait pas compte de la manière d'agir de cette cause. Il constatait le fait : voilà tout. Pour nous, nous allons plus loin, et nous montrerons que dans la plupart des cas c'est une scrofulose aiguë qui naît de ces changements de température, scrofulose qui, d'après nous, doit tenir une large place dans l'étiologie (voy. chap. V). M. le professeur Wieger, à ce sujet, me disait que les singes et tous les autres animaux carnassiers des contrées exotiques que l'on cherche à acclimater dans nos régions tempérées ne tardent pas à périr de scrofulose aiguë. Il est de plus important de remarquer que les variations de température agiront comme cause avec d'autant plus de force que l'individu qui sera venu dans ce pays aura quitté un pays plus chaud et à un âge plus avancé. C'est ainsi que j'ai vu plusieurs méridionaux ne pouvoir s'acclimater à Strasbourg, et être pris, au moindre changement de température, de bronchite interminable. Au contraire, si l'enfant est né dans ce pays, la cause a sur lui beaucoup moins d'action. Certains auteurs, entre autres Bricheteaux et Fourcault, ont prétendu que c'est avec l'hygromètre qu'il faut étudier les climats, et que, plus il y a de vapeur d'eau, plus le climat est de nature à développer la phthisie. Hirsch dit que l'on ne l'observe pas sur les hauts plateaux de l'Asie. D'après mes observations,

peu nombreuses je l'avoue, je ne pourrais affirmer le fait
avancé par les auteurs cités; cependant je crois que les en-
droits humides sont plus favorables au développement de la
phthisie que les pays secs, et dans le cours de cette année,
le plus grand nombre des phthisiques reçus à la clinique médicale de Strasbourg venaient des environs de Strasbourg,
pays très-humide et marécageux. Ce que nous avons dit de
l'état hygrométrique, nous le répéterons pour l'altitude; les
pays bas et encaissés paraissent exercer plus d'influence encore que l'humidité.

3° *Hérédité.* — J'admets l'hérédité, et je la développerai
au chap. V.

4° *Age.* — Hippocrate avait déjà dit (Aph. 7, sect. VII) :
*Tabes maxime fiunt ab anno octavo decimo usque ad quintum
decimum.* Cet aphorisme fut trouvé si juste et si exact, que
les dernières statistiques n'ont dit ni plus ni mieux. Lombard avait placé entre 20 et 40 ans la plus grande fréquence
de la phthisie, et il s'appuyait sur un total bien respectable
de 9549 cas de phthisie. Bayle, Clarck et Louis placent la
plus grande fréquence entre 20 et 30 ans. Il est relativement
rare de voir un phthisique après 60 ans; j'ai eu cependant
occasion cette année même de constater plusieurs fois ce
fait. Ainsi, C... P..., 72 ans, ayant eu dans ses ascendants
des phthisiques, fut pris de phthisie galopante, et mourut en
deux mois. Enfin une question très-intéressante, et que je ne
fais qu'indiquer, serait de rechercher si la phthisie acquise
se développe plus tard que la phthisie héréditaire.

5° *Sexe.* — Cette cause a peu d'importance au point de
vue qui nous occupe; les opinions d'ailleurs sont très-diffé-
rentes : si quelques auteurs pensent que les femmes y sont
plus sujettes (Louis, Laënnec, Lombard, Franck, Benoiston,
Staub, Home, Clarck, Valleix), d'autres, au contraire, la
trouvent plus fréquente chez les hommes (Briquet, Boyé,
Andral). Je réserve mon opinion à ce sujet, mais je ferai
remarquer que souvent on a confondu la chlorose chez les
femmes avec la phthisie.

6° *Professions.* — Je reconnais pour l'appréciation de cette
cause avec les auteurs du *Compendium*, que les privations de
toutes sortes, les habitations malsaines, l'air vicié, triste apa-

nage de la pauvreté, doivent entrer en ligne de compte pour expliquer la fréquence de la phthisie dans la classe ouvrière. Mais il faut bien admettre que certaines professions y prédisposent d'une façon toute particulière. Qu'est-ce donc que la maladie des aiguiseurs, des tailleurs de pierre, des mouleurs en cuivre, des mineurs, des meuniers, si ce ne n'est une phthisie? Je sais que beaucoup d'auteurs, entre autres MM. Hérard et Cornil, l'ont contesté; je discuterai à l'instant leur opinion; des auteurs même ont prétendu que ces affections donnent une immunité pour la phthisie (MM. François, Reimbault, Demarquette). Mais avec Kuborn et Villaret je regarderai cette affection comme une véritable phthisie, je veux bien concéder à MM. Hérard et Cornil que c'est une pneumonie chronique, mais aussi ils conviendront avec moi que les symptômes et la terminaison sont ceux de la phthisie. En résumé, indépendamment de ces professions indiquées, toutes celles qui entraînent une irritation permanente des voies aériennes peuvent conduire à la phthisie.

7° *Constitution. — Habitude extérieure.* — Pouvons-nous, à la simple vue, dire si un individu est menacé de phthisie? On conçoit quel est pour la prophylaxie l'importance de cette question. Aussi a-t-elle fait l'objet des recherches de beaucoup de médecins. Mais, comme sur tant d'autres points, rien de parfaitement établi. Parmi tous les signes que nous donne l'habitude extérieure, celui qui, d'après nous, aurait le plus d'importance, serait la conformation du thorax. M. Hirtz, dans une thèse soutenue à Strasbourg en 1836, montre que le thorax, qui, à l'état normal, forme un tronc de cône à base supérieure, peut, à l'état pathologique, sous l'influence seule de la diathèse tuberculeuse, être modifié de telle manière qu'il devienne un cylindre ou même un tronc de cône à base inférieure. M. Hirtz prétend que cette déformation se montre quelquefois même avant que la maladie se déclare. On conçoit donc que nous pourrions avoir ainsi dans la mensuration un signe qui, s'il n'est pas constant, aurait au moins, lorsqu'il existerait, une grande importance. J'ajouterai que très-souvent la constitution et l'habitude extérieure nous donneront des signes prémonitoires, si nous voulons y rechercher les attributs du vice scrofuleux, et si nous sommes bien pénétrés d'une chose, c'est que tout scrofuleux est menacé de mourir phthisique.

8° Nous voici arrivé à cette grande diathèse, la scrofulose, qui domine toute l'histoire de la phthisie, que je décrirai dans le prochain chapitre, mais dont je tiens déjà ici à faire voir l'importance. La scrofulose constituée se traduit entre tous ses symptômes par un, remarqué depuis bien longtemps, auquel Niemayer, dans son article sur la scrofule, attache trop d'importance, ce me semble : c'est l'engorgement ganglionnaire.

Mais remarquons par avance que cette adénite est de nature spéciale, ayant peu de tendance à se resorber, peu de tendance à former du pus, mais passant très-vite à la dégénérescence caséeuse. Or nous savons combien sont nombreux les ganglions bronchiques, et comme ils farcissent le parenchyme pulmonaire; que quelques-uns de ces ganglions, pour une cause ou pour une autre, viennent à subir la transformation caséeuse, voilà une matière qui va ressembler à s'y méprendre aux tubercules ramollis; que cette dégénération soit provoquée par une pneumonie caséeuse appelée aussi *scrofuleuse*, voilà une masse de tissu frappée de mort que dans les autopsies on appellera *tubercules jaunes*, que l'on regardera comme un tubercule vieilli, mais qui n'aura du tubercule ni la nature, ni la composition, ni le siége. On conçoit que cette substance peut avoir une action générale infectueuse, et personne ne contestera son action locale irritante. Mais n'anticipons pas; je crois avoir démontré ce que je voulais, à savoir : le grand rôle de la scrofulose dans la production de la phthisie.

9° Il me reste, pour en avoir fini avec les causes prédisposantes, à parler des conditions d'habitation et d'alimentation au point de vue du développement de la phthisie. J'accorde bien à M. Fourcault que les habitations basses, humides, privées d'air et de lumière, si l'on y ajoute une alimentation végétale et farineuse, amènent à la phthisie. C'est vrai, mais c'est après avoir passé par la scrofulose aiguë.

En résumé, si d'un coup d'œil nous mesurons le chemin parcouru, nous verrons que trois causes surtout agissent dans la production de la phthisie, c'est : la contagion, l'hé-

rédité et la scrofule; qu'elles ont toutes les trois une importance très-grande, et que la plupart des autres causes, dont
l'explication nous échappe, agissent probablement en déterminant la scrofulose.

b) **Causes déterminantes.**

Roche, dans le *Dictionnaire de médecine pratique*, subdivise les causes déterminantes en deux catégories : α) les unes,
générales, parmi lesquelles il range le froid, la nourriture
mauvaise, l'air vicié, les chagrins; β) les autres, locales,
comprenant toutes les irritations qui se produisent dans les
voies aériennes. Il nous montre comment, en ne tenant
compte que des causes générales, on arrive au système de
Laënnec, et comment au contraire, en ne s'occupant que
des causes locales, on est conduit à la doctrine de Broussais.
Je n'adopte pas complétement ces subdivisions, et je classe
les causes déterminantes en : α) causes physiques et pathologiques; β) en causes morales.

α) *Causes physiques.*

1° *Le refroidissement.* — Cette cause est admise à peu près
par tous les auteurs, mais leurs statistiques quant à sa fréquence ne concordent pas; c'est ainsi que MM. Hérard et
Cornil l'ont constatée 45 fois sur 100, et Beau l'a vüe agir
7 fois sur 10 cas. A l'étude de cette cause se rattache une
question importante au point de vue prophylactique : les ·
lésions de la phthisie par refroidissement sont-elles identiques avec celles de la phthisie héréditaire? Niemayer penche
fortement pour la négative; nous n'hésitons pas à dire que
c'est notre opinion. Nous ne soutiendrons pas avec Niemayer
que toutes les lésions seront celles de la pneumonie caséeuse,
mais au contraire nous conviendrons que les tubercules
peuvent exister, qu'une tuberculose aiguë peut enlever l'individu auparavant phthisique. Mais ce qui nous éloignera de
MM. Hérard et Cornil, c'est que, pour nous, la pneumonie
caséeuse sera primitive, le tubercule n'en sera que la conséquence, tandis que, pour MM. Hérard et Cornil, c'est autour
de la granulation primitive que la pneumonie caséeuse se-

condaire se développera. Ces opinions seront discutées au
chap. IV. Établir la primitivité de la broncho-pneumonie et
l'absence possible des tubercules ou granulations est, au
point de vue prophylactique, un point capital. Qu'un enfant
naisse d'un individu phthisique par refroidissement, mais
refroidissement bien constaté, sans hérédité antérieure, cet
enfant n'a pas à craindre la phthisie, car la diathèse chez
son père n'existe pas ; ce n'est qu'une pneumonie , ce n'est
qu'une lésion locale.

2° *Pneumonie. — Pleurésie. — Bronchite. — Rougeole. —
Grippe. — Coqueluche.* — Il est des exemples bien constatés
de bronchite ayant amenées la phthisie. Quant à la pneumonie, il faut distinguer si elle est fibrineuse, catarrhale ou
chronique. La première produit rarement la phthisie; cependant j'ai eu l'occasion cet hiver d'en observer un cas à
l'hôpital civil de Strasbourg, au lit n° 10 de la salle 19. Mais
si une pneumonie se déclare, peut-on savoir d'avance si elle
sera caséeuse ou non ? Il faut, pour que l'état caséeux se
manifeste, ou bien des causes locales, l'empêchement de
l'apport du sang par exemple, ou des causes générales, le
vice scrofuleux. — La troisième forme, la pneumonie chronique ou cirrose, se développe au grand profit des phthisiques, et impose une barrière à l'envahissement de la
phthisie; elle accompagne généralement les cavernes. —
C'est beaucoup plus souvent la broncho-pneumonie qui donne
lieu à la phthisie.

La bronchite commence et donne l'éveil, puis elle se trans-
forme en broncho-pneumonie caséeuse ou scrofuleuse, et en
définitive produit la phthisie. On a dit : Mais la coqueluche, la
grippe, la rougeole, vont aussi produire la phthisie ; comment l'expliquerez-vous ? La coqueluche, la grippe et la
rougeole produiront la bronchite, laquelle passera à l'état
de pneumonie caséeuse chez un scrofuleux, et se terminera
par la phthisie; mais les maladies indiquées ne produiront
que la bronchite. Là n'est pas l'objection sérieuse; mais on a
dit : Cette broncho pneumonie, qui d'habitude se développe
à la base, ici, dans la phthisie, occupe de préférence le
sommet; elle est donc spéciale, elle est jusqu'à un certain
point spécifique comme l'affection qu'elle va produire ? Ad-

mettez-vous alors qu'elle soit caséeuse d'emblée, et qu'aussitôt qu'elle commence, elle soit vouée fatalement à cette terminaison, ou bien au contraire qu'elle puisse se résorber? Voilà les objections que nous font les partisans des doctrines de Laënnec, objections sérieuses, j'en conviens. Nous y répondons cependant : Le siége de la broncho-pneumonie succédant à la rougeole, à la coqueluche est, il est vrai, la base du poumon, mais c'est aussi là que, dans les phthisies consécutives à ces maladies, nous trouvons l'infiltration caséeuse. Dans les autres cas, le siége de prédilection est au sommet. Pourquoi? Je n'en sais rien, mais l'expérience nous l'apprend, voilà tout. Quant à la nature de l'affection, je la crois vouée d'emblée à la dégénération caséeuse, si elle se développe chez un individu scrofuleux. Dans chaque diathèse, toutes les affections qui se développent pendant que l'organisme y est soumis, revêtent un cachet spécial, particulier à cette diathèse; celui de la scrofule c'est de produire la dégénérescence caséeuse. Admettrons-nous avec Laënnec et son école que, si une bronchite puis une pneumonie caséeuse se développe, c'est qu'il y avait des tubercules latents qui, par le fait de la bronchite, se sont ramollis? Non certainement, car je puis faire à ces doctrines deux objections capitales : qu'on me prouve d'abord qu'il y avait des tubercules latents, et ensuite qu'on me montre comment une bronchite peut ramollir des tubercules crus.

La pleurésie est aussi quelquefois suivie de phthisie, et on remarque que la phthisie se développe sur le poumon que l'épanchement n'a pas comprimé.

3° *Hémoptysie.* — On sera peut-être étonné de voir figurer dans la liste des causes l'hémoptysie, que l'on est habitué à regarder comme un symptôme de phthisie. Cependant on avait été frappé de ce que quelquefois, avant l'hémoptysie, aucun sympôtme habituel de phthisie ne s'était révélé, et il répugnait un peu, à un homme raisonnant sainement, d'admettre, dans ce cas, des cavernes qui auraient passé inaperçues. C'est que, je ne dirai pas très-souvent, mais assez souvent, le vomissement de sang précède la phthisie. Le vaisseau se déchire; une partie du sang extravasé est versée au dehors; l'autre partie tombe dans les alvéoles, y subit une transformation caséeuse; les parois des alvéoles se désorganisent; bref, il y a phthisie. J'ai eu, il y a deux ans, l'occasion de voir, dans la clientèle de mon père, un garçon de la campagne qui fut pris, en bonne santé, sans cause connue, d'une violente hémoptysie; deux mois après, ce garçon succombait avec tous les symptômes de la phthisie la mieux confirmée. On comprend facilement que, de toutes les hémorrhagies des voies aériennes, l'infarctus pulmonaire, s'il est considérable, pourra le plus tôt amener la phthisie à cause de la difficulté que le sang trouvera à être expulsé au dehors, les alvéoles étant dépourvues de muscles.

4) *Emphysème.* — Je n'ai trouvé cette cause indiquée par aucun auteur; au contraire, il y en a qui prétendent qu'il y a antagonisme entre la phthisie et l'emphysème; or on sait très-bien que la pneumonie a une très-grande tendance chez les emphysémateux à ne pas se résoudre et à passer à l'état caséeux. Qu'elle en est la cause? On l'ignore, mais le fait est constaté; peut-être pourrait-on dire que chez les emphysémateux l'oblitération des vaisseaux sanguins empêche l'arrivée et l'extravasation du sérum nécessaire à la résorption. Je ne donne ceci que comme hypothèse.

β) Causes morales.

Laënnec attribuait aux causes morales une grande importance; Louis et Andral en restreignent l'action, et croient qu'elles agissent surtout en troublant les fonctions digestives. Je ne vois pas trop comment un trouble des fonctions digestives amènerait la phthisie. Aussi je me hâte d'ajouter que si ces causes agissent, leur mode d'action est parfaitement obscur.

Gratiolet donne, pour la production du cancer par les causes morales, une ingénieuse explication.

En résumé, on voit que, dans cette énumération et cette appréciation des causes, je me suis attaché surtout à celles qui produisent la phthisie par pneumonie caséeuse, le ramollissement des granulations amenant beaucoup plus rarement la phthisie et presque toujours consécutivement à la pneumonie.

CHAPITRE III.

DE LA SCROFULE. — *Pathogénie et étiologie.*

L'affection scrofuleuse (de χοίρος, jeune porc, d'où *scrofa*, puis *scrofula*) est connue depuis longtemps; mais elle fut très-mal expliquée, et c'est à peine si maintenant on en fait une étude complète. Le mot *scrofa* fut confondu avec *struma*, fixé par Cullen et Hufeland. Primitivement, scrofule était synonyme de toutes tumeurs du cou; on voit que la scrofule ainsi comprise était en même temps trop générale et trop restreinte. Plus tard l'affection comprit seulement les adénites; c'était alors un virus, une matière, une acrimonie circulant dans le sang et venant se déposer dans le ganglion qui y produisait l'engorgement. Broussais, Velpeau et Piorry montrèrent que l'affection ganglionnaire est précédée par la modification des surfaces sur lesquelles viennent s'étaler les lymphatiques se rendant aux ganglions. Enfin on alla plus loin, et on montra que ces modifications superficielles s'accompagnent d'altérations des tissus dermiques sous-jacents. La scrofule est donc une maladie générale, une affection. Son mode d'invasion est très-variable; elle peut être aiguë ou chronique, aiguë lorsqu'elle se termine par une tuberculose aiguë elle-même. La scrofulose peut être acquise ou venir par hérédité. Lorsqu'elle est acquise, elle reconnaît pour causes un air vicié, les habitations humides, malsaines, une alimentation insuffisante ou peu réparatrice, des efforts et des fatigues. Mais une autre cause, je ne dirai pas plus générale, mais moins connue et surtout plus frappante, c'est le changement brusque du climat, entraînant le plus souvent un changement dans les mœurs et dans l'alimentation. Ainsi, qu'un nègre soit transporté dans un climat froid, un montagnard dans la plaine, ils seront très-exposés à prendre une scrofulose aiguë. On a voulu accuser la vaccine et la rougeole de produire l'affection scrofuleuse : je ne sais jusqu'à quel point cette assertion est fondée. La scrofule peut être chronique et se transmettre 1° par hérédité. Ce mode de transmission a été souvent nié, quoi-

que à peu près maintenant tout le monde le reconnaisse.
Les auteurs du *Compendium* ne le mettent pas en doute un
seul instant, et M. Villemin (*loc. cit.*, p. 259) prétend que
« rien n'est plus transmissible par voie d'hérédité que les
qualités mêmes des systèmes organiques qui servent de fon-
dement aux tempéraments. » Nous admettrons donc l'hérédité. 2° La scrofule peut venir de famille et se déclarer dans
ce cas chez tous les descendants d'un même père et mère;
3° ou enfin congénital, et dans ce cas on la voit produite
par les mariages consanguins, le jeune âge des époux, ou
la disproportion d'âge existant entre la femme et le mari.
En résumé, hérédité, air vicié, aliments insuffisants, changement de climat, d'habitude, de mœurs, efforts, fatigues,
mariages consanguins, jeunesse ou vieillesse des deux époux
ou de l'un d'eux, telles sont les causes ordinaires et générales de scrofule.

Les symptômes de la scrofule sont excessivement variés;
M. Bazin a voulu les diviser en périodes correspondant à
celles de la syphilis; mais il n'y a rien d'absolu dans cette
classification. Dans la première période seraient rangées les
dermatoses (engelures, érythème, lichen, prurigo, acné);
dans la seconde on placerait les affections des muqueuses
(catarrhes de toutes sortes, du nez, de l'oreille, de l'œil, de
l'intestin, de l'utérus); dans la troisième période on verrait
les affections articulaires ou osseuses, et enfin la quatrième
correspondrait à la tuberculose. La question importante pour
nous, au point de vue de la prophylaxie, n'est pas tant de
connaître les symptômes de la scrofule confirmée que de savoir si l'on peut, avant qu'elle soit déclarée, en reconnaître
la prédisposition, et une fois la maladie établie, en arrêter
la marche et les suites. On a voulu établir une constitution
scrofuleuse comme on avait admis une constitution tuberculeuse. M. Wieger l'admet; M. Villemin, au contraire, prétend que tous les soi-disant symptômes prémonitoires, tels
que la grosseur des lèvres et des ailes du nez, ne sont que
des symptômes de la maladie déclarée. Nous répétons encore
ici que la tendance et le cachet spécial de la scrofule est de
déterminer l'état caséeux des ganglions, et lorsque cette
métamorphose se produit dans le poumon, l'action irritative

locale suffit pour déterminer la phthisie; la résorption des produits caséeux, déterminant ou au moins pouvant déterminer des tubercules, soit dans le poumon, soit dans différents organes, comme nous le dirons dans le chap. V. Je ne parle pas ici du traitement de la scrofule; il trouvera une grande place dans le chapitre spécial de la prophylaxie de la phthisie. On nous accusera peut-être de confondre la diathèse scrofuleuse avec la diathèse tuberculeuse : nous n'identifions pas les deux diathèses, qui ont, je l'avoue, plus d'un point commun; mais nous regardons la diathèse scrofuleuse comme produisant souvent la phthisie sans en induire rien autre chose : cette discussion d'ailleurs ne rentrerait pas dans notre sujet.

CHAPITRE IV.

DES PHTHISIES. — *De leurs formes.*

J'ai à justifier la place que je donne ici à cette question, et à montrer comment elle se rattache à la prophylaxie. Avant de parler de traitement, il faut, pour raisonner sainement la thérapeutique, être parfaitement renseigné sur la nature de la maladie; c'est un premier point, que personne ne contestera; mais il y a entre cette question et celle du chap. V, c'est-à-dire l'hérédité et la contagion, des rapports encore plus intimes.

Parmi toutes les espèces de phthisies, quelles sont celles que nous rejetons, nous devons le dire; quelles sont celles que nous croyons contagieuses? le sont-elles toutes également, ou rejetons-nous la contagion pour toutes? Ce sont autant de questions capitales pour la prophylaxie et auxquelles nous ne pouvons répondre qu'après avoir développé les formes des phthisies, ce que nous ferons très-rapidement. A l'ouverture du cadavre d'un individu mort de phthisie, deux lésions nous frappent, qui, j'en demande pardon aux unicistes, sont dissemblables en tous points. La similitude entre elles n'existe qu'à un moment, c'est lorsqu'elles ont subi l'évolution regressive ultime; alors elles n'ont plus rien de spécifique et leur composition n'est pas différente de celle de tout processus ayant subi la nécrobiose de Virchow. L'une de ces deux lésions est extra-alvéolaire, siége ordinairement dans le tissu conjonctif, au niveau des vaisseaux, quelquefois même dans leur tunique adventice. Comme origine, c'est la cellule plasmatique qui, en proliférant, va donner lieu à la granulation d'Empis, au tubercule vrai. L'autre lésion, au contraire, est plus étendue, est intra-alvéolaire ; ce sont des masses caséeuses ayant subi, d'après l'expression de Robin, une transformation granulo-graisseuse. Leur terminaison ultime diffère aussi : c'est ainsi que la pneumonie caséeuse subit une transformation rapide, et entraîne promptement à la phthisie et à la formation de cavernes. La granulation, au contraire, peut rester à l'état cru pendant très-longtemps, et si elle se ramollit, les conséquences que sa dégénérescence entraîne sont moins graves. Ainsi, de toutes les phthisies admises par Bayle, Morton et Portal, nous n'en laissons que deux, la granuleuse et la tuberculeuse ou pneumo-caséeuse. Quelle est la plus fréquente? c'est certainement la dernière. MM. Hérard et Cornil, dans leur chapitre : *Formes de la phthisie*, admettent la forme granuleuse, généralisée, apyrétique ou non, la première étant caractérisée par le fait même de l'apyrexie, la seconde s'accompagnant souvent de pneumonie lobulaire ou de foyers caséeux. Puis une phthisie granuleuse, partielle, aiguë ou chronique, toujours compliquée de foyers pneumoniques, et enfin une phthisie simplement caséeuse. Je vais venir à discuter leur classification, que j'admets en partie; mais d'abord on se demande comment deux lésions si différentes, granulations et foyers caséeux, peuvent se trouver et se trouvent, dans la très-grande majorité des cas, réunis sur le même poumon. Y a-t-il entre eux une simple coïncidence? ou bien une grande cause générale, manifestant ses effets sur deux tissus différents, donne-t-elle lieu à deux produits différents au point de vue anatomo-pathologique, mais tout à fait semblables au point de vue de la cause qui les a produits? ou bien, comme le veulent MM. Hérard et Cornil, le tubercule vrai, c'est-à-dire la granulation, serait-il primitif, et produisant ultérieurement une irritation dans une sphère limitée, y déterminerait-il la pneumonie caséeuse révélée par l'autopsie? ou bien enfin, comme certains médecins allemands le soutiennent, et comme nous cherchons à l'établir dans ce travail, la broncho-pneumonie, peut-être d'emblée caséeuse par l'action qu'a sur elle le vice scrofuleux, développerait-elle consécutivement le tubercule? Mais comment le développerait-elle? Les opinions ici sont, je l'avoue, partagées; Niemayer prétend que la scrofule, en affaiblissant l'organisme, prédispose à la phthisie. Ceci est très-facile à dire, mais quel est le lien qui réunit la faiblesse de l'organisme avec la phthisie? Niemayer ne le dit pas. Pour nous, la pneumonie caséeuse étant développée, les ganglions bronchiques, scrofuleux ayant subi la transformation caséeuse, ces produits morbides exercent une action irritative locale; sous son influence, la cellule plasmatique conjonctive, endormie, se réveille et prolifère; le tubercule se forme, il parcourra son évolution, il subira lui-même la métamorphose des produits voisins; car, selon l'expression de M. Bouchard, « le tubercule est frappé de stérilité dès sa naissance et ne peut aboutir ni à la fonte purulente, ni à la transformation néoplastique. » Mais les produits caséeux peuvent avoir encore, outre l'action irritative locale, une action générale; charriés par les lymphatiques, ils vont échouer dans un organe et déterminent en cet endroit la formation de tubercules, absolument comme M. Villemin dans ses inoculations.

Quelles sont maintenant les raisons qui me font soutenir la primitivité de la lésion pneumonique? Ce sont : 1° les inoculations. M. Villemin a inoculé la matière caséeuse, une matière morte, privée par conséquent de toute spécificité, et il a produit le tubercule. M. Villemin en conclut à l'unicité des deux produits. Si M. Villemin avait produit l'altération caséeuse, je conclurais avec lui; mais non, c'est le tubercule qui a pris naissance, ce qui appuie mon opinion. 2° Il est infiniment rare de ne pas trouver la broncho-pneumonie caséeuse quand on trouve des granulations, ou au moins de ne pas trouver dans les divers ganglions lymphatiques la dégénérescence caséeuse, dans ce cas, foyer d'où part l'infection. 3° L'état caséeux seul peut conduire rapidement à la phthisie avant que la granulation se développe. Un enfant scrofuleux, dit M. Villemin, meurt dans le marasme; on inocule la matière caséeuse des ganglions à un lapin; une poussée de granulations se développe. Pourquoi ne nous accorderait-on pas que ce que M. Villemin peut produire par l'inoculation, la nature ne puisse le produire par résorption ?

En résumé, ce qui nous sépare de MM. Hérard et Cornil, c'est que pour nous la dégénérescence caséeuse est primitive, la granulation suit. Ce qui nous sépare de M. Villemin, c'est que, tout en admettant l'inoculabilité de la phthisie, nous nions la spécificité de l'inoculation, et nous nions surtout qu'en inoculant la matière caséeuse ou le tubercule, et en produisant le tubercule à un autre animal, on puisse conclure, par ce seul fait, à la contagion de la phthisie. Nous croyons au contraire que l'inoculation de bien d'autres matières peut produire la granulation. Vulpiau, en inoculant des produits d'une hépatisation pneumonique, avait déterminé la production de granulations grises; Clarck, de son côté, l'avait vue se développer à la suite d'inoculations de produits cancéreux et purulents. Ces dernières données nous amènent directement à la question de l'hérédité et de la contagion.

CHAPITRE V.

DE LA CONTAGION. — *De l'hérédité.*

Les auteurs, au point de vue de la contagion de la phthisie, se partagent en deux camps; les uns avec Morgagni, Van-Sweten, P. Franck, Hufeland, Morton, admettent la contagiosité. Cet avis est partagé par les médecins du Midi, ceux d'Espagne et d'Italie. Baumes rapporte un cas très-frappant, où toute une famille, jusqu'alors bien portante, fut prise de phthisie, après que l'un des membres de cette famille eut acheté les meubles d'un phthisique. Il y a de grandes exagérations, je le reconnais; ce sont quelquefois des gens qui, n'ayant eu aucun rapport avec les phthisiques, tombent frappés de phthisie pour avoir porté un châle, mis des gants, habité un appartement dont s'était servi un individu mort de cette diathèse. Mais je pourrais citer plusieurs faits de contagion par les habits; le peuple d'ailleurs en général l'admet. A côté de cela nous voyons des médecins nier énergiquement la contagiosité. M. Villemin admet implicitement la contagion; il y est d'ailleurs amené par les résultats de l'inoculation. MM. Hérard et Cornil l'admettent en partie, sans cependant être aussi catégoriques que M. Villemin. Pour eux ce n'est que la granulation qui peut s'inoculer; les autres produits, et entre autre la pneumonie caséeuse, ne donnent que des résultats négatifs. (M. Dubuisson, dans le numéro de la *Gazette hebdomadaire* du 13 août dernier, prétend, comme moi, qu'on produit du pseudo-tubercule avec toute espèce de matière inoculée.) Mais ils font remarquer, avec infiniment de justesse, qu'il ne faut pas conclure de l'inoculabilité à la contagion, et la syphilis est là pour nous dire que toute maladie inoculable n'est pas nécessairement contagieuse. On a fait justice de la première opinion de MM. Hérard et Cornil; ce n'est pas seulement la matière caséeuse, mais bien d'autres produits qui peuvent développer la granulation. Mais pour ce qui est spécialement de la contagion, nous la voyons niée par les médecins du Nord, admise en général par ceux du Midi. Les deux opinions peuvent être vraies, et l'on pourrait, je crois, rechercher fructueusement dans les conditions climatériques la cause des différences observées. Cependant il ne faut rien exagérer, *stat medio veritas :* si la phthisie ne se communique pas comme la gale ou la variole, convenons qu'un séjour, une cohabitation prolongée avec un phthisique peut développer la maladie chez un individu..

On m'objectera toujours, je le sais, que les conditions physiques et morales dans lesquelles se trouve par exemple la femme du phthisique, sont de nature à développer la maladie. J'aurai toujours le droit de répondre que bien d'autres personnes se sont trouvées dans des conditions plus désavantageuses sans contracter la maladie. On remarque surtout cette contagion entre le mari et la femme, et d'après les observations de MM. Guibout, Gueneau de Mussey et Bruchon (de Besançon), c'est dans la très-grande majorité des cas le mari qui transmet la maladie à la femme. En résumé, convenons avec Andral que si la contagion affirmée très-souvent n'est pas encore complétement prouvée, il est plus prudent dans la pratique de se conduire comme si elle existait : « Pratiquement, dit Andral, ces faits ont peut-être assez d'importance pour qu'ils engagent à faire prendre quelques précautions aux personnes qui ont des rapports journaliers avec les phthisiques, surtout dans les derniers temps de leur maladie » (Andral, *Traité de l'auscultation médiate*, t. II, p. 179). On a admis de plus que la contagion peut se faire de la femme à l'homme par le fait ou l'intermédiaire d'un fœtus issu d'un père phthisique. Mais voit-on la tuberculose se développer pendant la vie intra-utérine ? Les uns l'admettent, et parmi eux on cite Fleury, Clarck, Valleix, Husson ; d'autres le nient, et parmi eux Velpeau et Denis. Cette question d'ailleurs nous amène à l'hérédité.

Hérédité. — La phthisie se transmet-elle par hérédité ? Cette question est très-importante pour la prophylaxie ; car si nous savons que de parents atteints de phthisie naissent des enfants tuberculeux, nous les entourerons dès leur enfance de tous les moyens préventifs dont nous disposons. Nous nous poserons donc, pour résoudre ce problème, trois questions : 1º L'hérédité peut-elle être franchement établie ? 2º A quel âge le plus ordinairement les enfants de phthisiques prennent-ils la maladie ? 3º En naissant, l'enfant n'apporte-t-il qu'une prédisposition ou bien reçoit-il avec le jour des tubercules tout formés ?

1º Je conviens avec M. Villemin que le chiffre, la statistique brute, ne peut pas avoir ici une valeur absolue, et cela pour deux causes : d'abord parce que les cas observés, quoique malheureusement trop nombreux, ne le sont pourtant pas assez pour arriver à une conclusion faisant loi ; de plus, la clientèle des hôpitaux, ordinairement peu intelligente, ne peut donner le plus souvent sur la maladie qui les amène que des renseignements vagues ; que diront-ils lorsqu'ils seront appelés à répondre sur les maladies de leur ascendants ? La clientèle de ville ne prête pas non plus aux statistiques ; car le médecin, le plus souvent ne connaissant pas la famille de son malade, est obligé de s'en rapporter au dire de ses clients, qui, jusqu'à ce que l'intérêt ne soit pas en jeu, sera pleine et entière, j'en suis sûr, mais qui, dans le cas contraire, pourra au moins être suspectée.

C'est dans les petits centres, dans la clientèle de village, que l'on peut et que l'on doit chercher la solution de la question. C'est le praticien de campagne, qui connaît l'histoire médicale de toutes les familles qu'il traite, qui pourra résoudre le problème. Or je peux répondre par l'organe d'un médecin, mon père, qui depuis trente ans a pu observer l'hérédité dans la phthisie et qui, si, comme Monneret, il ne la croit pas toujours héréditaire, la regarde au moins comme héréditaire dans la moitié des cas. Nous allons voir à l'instant comme nous entendons cette hérédité. Je pourrais citer ici les statistiques données par les auteurs et entre autres celles de Lebert, Rilliet et Barthez, Briquet, Piorry, Pidoux ; mais ces documents se retrouvant partout, nous les supprimons. 2° Une question importante à résoudre, c'est l'âge auquel meurent les phthisiques par hérédité. On comprend que rien de positif n'est établi à ce sujet. On a cru remarquer, par les statistiques, que les phthisiques par hérédité meurent plus tôt que les individus atteints de phthisie accidentelle. De plus, Natalis Guillot a posé en principe général que l'enfant d'un phthisique meurt avant l'âge où son père est mort, ce qui explique la disparition des familles phthisiques; mais rien, on le conçoit, n'est absolu dans ce principe, fruit de l'expérience et de la statistique. 3° Enfin nous arrivons à nous demander si l'enfant d'un père ou d'une mère phthisique arrive au monde avec des tubercules ou n'apporte que la prédisposition. Pour nous, nous n'hésitons pas à dire avec M. Villemin qu'il n'apporte que la prédisposition, malgré les autopsies de MM. Fleury, de Valleix et d'Husson. On sait d'ailleurs que le tubercule a tant d'analogie avec certaines productions parasitaires, que l'on peut admettre que ces trois autopsies, mises en regard avec tant d'autres qui prouvent le contraire, n'ont pas grande valeur. Mais qu'est-ce donc que cette prédisposition? C'est la scrofule dans un grand nombre de cas, et nous voilà encore ramené à cette cause que nous avons vue agir si souvent et que, dans un instant, nous allons être appelés à combattre. Tels sont, en résumé, les points importants dans l'hérédité.

J'ai omis à dessein, dans la liste des causes, certains

états physiologiques qui influeraient sur la phthisie, la grossesse et l'état puerpéral. Ils ont fait le sujet de tant de thèses, que l'on trouvera sur ce point de nombreux travaux, qui n'ont, je dois le dire, pas fait beaucoup progresser la science.

CHAPITRE VI.

DE LA PROPHYLAXIE DE LA PHTHISIE.

On nous reprochera peut-être de n'entrer dans notre sujet qu'à la fin du travail. Il ne nous sera pas difficile de justifier notre manière d'agir. L'Académie de médecine de Grenade ne demandait pas aux empiristes un traitement sur la phthisie. Il n'y en a que trop qui déjà encombrent et obscurcissent la thérapeutique de cette maladie; mais elle voulait une prophylaxie raisonnée, basée non-seulement sur l'expérience, mais sur les causes, ce qui justifie les développements que nous avons donnés au chapitre de l'Étiologie. La nature des phthisies devait aussi nous être connue; car il était très-important, et pour l'hérédité et pour la contagion, de connaître les différences entre les phthisies, toutes n'étant pas également héréditaires ou contagieuses. Enfin, les chapitres de la scrofule, de la contagion et de l'hérédité étaient nécessaires et demandés par l'importance même de ces trois causes au point de vue prophylactique. Arrivé à ce point de mon travail, il n'est certainement personne qui n'en prévoie la suite et qui ne comprenne ce que je vais dire. Je dirai aux parents qui craignent chez leurs enfants le développement de cette maladie : N'allez pas à la recherche d'un misérable spécifique, d'une panacée qu'un charlatan vante et proclame, mais combattez les causes; refaites par des médicaments appropriés un tempérament nouveau à votre enfant. Ce n'est pas, j'en conviens, une affaire d'un jour, ce sont des soins minutieux durant des années, quelquefois même toute la vie; évitez, en combattant la prédisposition, toutes les causes occasionnelles qui pourraient faire éclater la maladie; suivez une hygiène simple et raisonnée. Si cette idée que la phthisie est une maladie incurable était moins enracinée dans les esprits et qu'on remarquât un peu plus de confiance dans la prophylaxie, je suis persuadé que la maladie, je ne dirai pas s'éteindrait, mais diminuerait considérablement, et nous n'aurions pas si souvent le triste spectacle d'enfants suivant leur père dans la tombe, après avoir mis au jour des produits que le même sort attend dès le sein de leur mère. Nous diviserons donc notre prophylaxie en :

α) Traitement de la prédisposition, et, comme l'hérédité, la contagion et la scrofule en sont la base, nous nous attacherons à donner des conseils pour éviter les deux premières et combattre la troisième.

6) Traitement des causes occasionnelles, qui, si la prédisposition est éteinte, seront impuissantes à produire la phthisie, mais qui, dans le cas où la prédisposition existerait, devraient être combattues énergiquement, afin d'empêcher la manifestation de cette diathèse.

Hérédité. — C'est ici surtout que le rôle du médecin hygiéniste est grand et délicat. Malheureusement les familles ne comprennent pas encore assez tout ce que le conseil du médecin vaut en cette circonstance; elles ne sont pas assez pénétrées de ce fait que le médecin, grâce au caractère dont il est revêtu, doit entrer avant toute personne dans les affaires privées de chaque famille et surtout être consulté pour une affaire aussi grave que le mariage. Dans les siècles derniers et au commencement du dix-neuvième siècle, les grandes familles seules négociaient les mariages ; aussi voyait-on chez eux la scrofule et le tubercule plus que chez le peuple. Aujourd'hui, je le dis à regret, cet usage détestable de faire du mariage une affaire de cabinet et de notaire a gagné toutes les classes. Le médecin n'est pas consulté, et le chiffre seul est mis en ligne de compte. A l'époque où cette vérité sera mieux connue, le nombre des phthisiques diminuera; car le médecin fera comprendre que le mariage doit être évité à tout prix : 1° lorsqu'un des deux époux, à plus forte raison tous deux, auront des tubercules crus dans le poumon ; 2° lorsque chez les ascendants de l'un d'eux existera manifestement un cas de phthisie confirmée. Cette recherche dans la santé des ascendants est très-importante, si l'on se rappelle que la diathèse tuberculeuse peut sauter une génération et se développer, par exemple, chez un jeune homme dont le père sera sain, mais dont le grand-père aura été phthisique. Il faudra même ne pas oublier de rechercher scrupuleusement dans les branches collatérales chez les oncles, les tantes du mari ou de la femme si la phthisie ne se serait pas manifestée. 3° Lorsque les deux ou un seul des époux seront manifestement sous l'influence de la diathèse scrofuleuse ou auront dans leur famille des cas de scrofule; 3° lorsqu'enfin, quoique étant parfaitement sains et n'ayant rien de suspect dans leurs ascendants au point de vue diathésique, les époux seront ou trop jeunes ou trop vieux, ou lorsqu'il existera entre eux une trop grande disproportion d'âge. Ces causes engendreront la scrofule, qui, nous le savons, est très-souvent elle-même suivie de tuberculose. Si ces préceptes ont été observés, que la grossesse se soit établie d'une façon normale et suive son cours d'une manière régulière, nous recommanderons à cette époque des préceptes aussi très-importants que l'on verra formulés dans le traitement de la scrofule. Si, au contraire, ces avis n'ont pas été suivis, si le médecin même n'a pas été consulté et qu'on lui apporte l'enfant issu d'un mariage semblable en lui demandant des conseils, qu'il ne se laisse pas prendre aux apparences trompeuses d'une belle santé, sous lesquelles le praticien exercé devinera déjà les signes de la scrofule; mais qu'il institue un traitement approprié, qu'il ne perde plus de vue l'enfant depuis le moment de sa naissance jusqu'au jour où le développement de la scrofulose, je ne dirai pas ne sera plus possible, car il l'est toujours, mais au moins se voit rarement, c'est-à-dire après vingt ans. Nous diviserons avec les auteurs du *Compendium* cette période en trois époques : 1° de la naissance à 5 ans; 2° de 5 à 10 ans; 3° de 10 à 20 ans.

Dans la première période, le médecin se posera cette question : La mère peut-elle nourrir son enfant? Cette question doit être résolue au double point de vue prophylactique de la mère et de l'enfant. Ou la mère est saine, forte, robuste, et alors en lui faisant suivre une bonne hygiène, rien ne nous empêche de permettre l'allaitement maternel; ou elle est lymphatique, chétive, scrofuleuse ou tu-

berculeuse, et alors nous devons intervenir énergiquement et lui défendre de nourrir, en lui faisant comprendre
qu'il y va de sa vie et de celle du nourrisson. En effet, quel
que soit le régime des nourrices, il n'est pas douteux que
l'allaitement entraîne un épuisement chez la nourrice, surtout chez la nourrice lymphatique. Cet affaiblissement suffit
à lui seul pour faire éclater une maladie qui n'était encore
qu'à l'état de germe. C'est ainsi que de jeunes mères, lymphatiques avant leurs couches, deviennent tuberculeuses
après. Voilà pour la mère. Mais l'enfant court aussi de graves
dangers. Est-ce impunément que, pendant douze à quinze
mois, on prend pour unique nourriture le lait d'un scrofuleux ? Si nous ne voulons pas affirmer que le principe scrofuleux se trouve dans la sécrétion lactée, on nous accordera
certainement que ce lait n'a pas toutes les propriétés d'un
lait d'une nourrice saine. Et c'est déjà assez que l'enfant soit
exposé à la cause héréditaire sans que nous lui donnions
cette nouvelle cause de contracter la diathèse. Choisir donc
une bonne nourrice à donner à l'enfant sorti d'une souche
suspecte, sera pour le médecin la première indication à
remplir, sans se laisser influencer par les petits préjugés ou
exigences maternels. La nourrice choisie, quelle doit être
son alimentation? Un préjugé, malheureusement trop ré-
pandu, surtout dans le Midi je crois, veut que l'on donne
à la femme qui allaite une nourriture stimulante et très-
fortifiante ; on lui donne pour boisson ordinaire du vin de
Bourgogne et pour nourriture des aliments épicés. Cette
nourriture ne peut que lui être nuisible ; je ne veux pas dé-
conseiller une alimentation fortifiante, je suis le premier à
en reconnaître la nécessité ; mais que cette nourriture soit
légère en même temps que réparatrice, qu'on évite les aliments d'une digestion difficile, que le vin de Bordeaux rem-
place le Bourgogne. Je n'oublierai pas de recommander
l'allaitement prolongé ; on évitera ainsi les accidents de
dentition, convulsions et autres qui, chez les enfants lymphatiques, se développent souvent à la suite d'un sevrage
prématuré. On donnera au septième mois quelques bouillons ; mais le sevrage n'aura lieu que du quatorzième au
quinzième mois. Il serait très-désirable qu'un enfant, pour

lequel on craint la prédisposition, soit éloigné de la ville, soit allaité à la campagne. En tous cas, la nourrice et l'enfant, outre les prescriptions alimentaires, doivent être entourés de toutes espèces de soins au point de vue de l'aération, de la salubrité de la chambre qu'ils occupent. La température doit, autant que possible, être uniforme. On n'entourera pas le lit de l'enfant d'épais rideaux, comme cela se fait trop souvent, mais on laissera l'air se renouveler autour de lui. Ses mouvements ne seront pas gênés ou complétement empêchés, comme cela arrive quand on l'emmaillotte, mais on le laissera parfaitement libre. Du sevrage jusqu'à 5 ans, on lui donnera une nourriture douce et fortifiante, des viandes grillées, des bouillons substantiels, du vin de Bordeaux mêlé d'eau. Nous n'ignorons pas que beaucoup de ces préceptes sont bels et bons, mais ne peuvent être appliqués que par la classe riche, qui est la moins nombreuse. C'est vrai; mais je crois que le peuple, s'il veut être intelligent et consulter le médecin, évitera l'hérédité venant du mariage, ce que les riches feront moins facilement. L'enfant, lorsqu'il pourra marcher, devra courir en plein air et s'accoutumer, dans de très-sages mesures, aux variations de température; les vêtements changeront avec les saisons; en hiver et en automne, les bas de laine, les caleçons seront indiqués. En tout temps on recommandera de porter de la flanelle sur la peau, et surtout de ne pas laisser, soit les bas, soit la flanelle, plus de quatre à cinq jours. Ces petits soins, en apparence minutieux, de la première enfance sont indispensables, et la prophylaxie ne sera vraiment efficace que s'ils sont parfaitement observés.

De 5 à 10 ans, on aura toujours en vue l'alimentation et l'exercice; on pourra avec grand avantage faire des lotions tièdes ou froides générales. L'enfant prendra un grand bain tiède tous les quinze jours au moins. La température en sera élevée à 26° Réaumur. Le séjour à la campagne, au moins pendant la belle saison, printemps et été, sera ici parfaitement indiqué; mais il faut avoir soin de ne pas pousser les enfants aux travaux intellectuels et ne pas les renfermer dans des pensions ou colléges. Si ce sont des enfants de famille pauvre, qu'on pense à leur donner un métier qui ne les oblige pas à rester toute une journée en chambre ; qu'on évite surtout de les mettre si jeunes dans les filatures ou quelque autre usine, où ils ne tardent pas à arriver à une profonde dégradation physique et morale ; on en fera des cultivateurs ou des bouchers. Enfin, on doit surveiller dès cet âge les enfants, qui quelquefois commencent à se livrer à la funeste passion de l'onanisme. Ainsi, en résumé, dans cette période, alimentation, air, exercice.

Dans la troisième période, c'est avec raison que les auteurs du *Compendium* insistent sur la nécessité de laisser à l'enfant assez de temps pour faire de l'exercice ; d'ailleurs, en prenant des précautions, on peut, chez les gens riches, permettre de commencer l'éducation publique de l'enfant ; les lycées sont le plus fréquemment pourvus de tout le matériel nécessaire pour faire de la gymnastique ; on a reconnu que cet exercice nécessaire remplacerait avec avantage pour les enfants les heures d'études trop longues pour des jeunes gens de cet âge. C'est dire que, dans cette période, nous attachons beaucoup d'importance à la gymnastique ; nous n'avons pas de préférence pour les exercices ; nous ne croyons pas avec Sydenham que l'équitation est à la phthisie commençante ce que le quinquina est à la fièvre du malaria. Que cet exercice s'appelle natation, escrime, équitation ou gymnastique proprement dite, peu nous importe. L'essentiel, c'est de développer les puissances musculaires. Nous indiquerons de plus l'électricité et la gymnastique raisonnée, appelée aussi *gymnastique suédoise* ; on se sert pour l'électricité d'une petite plaque à jour qui s'applique sur les muscles pectoraux. C'est aussi à cette période que le jeune homme se forme ; la puberté ouvre une ère nouvelle ; il faut redoubler de soins dans ce moment. Le traitement prophylactique hygiénique sera puissamment secondé par les médicaments que nous indiquerons dans le traitement de la scrofule. (Huile de foie de morue, préparations martiales, sirop anti-scorbutique.) Les lotions froides générales, suivies de frictions avec la flanelle, sont recommandées ; les bains de mer, lorsqu'ils peuvent être pris, sont d'une très-grande utilité ; et on les voit modifier quelquefois promptement le tempérament. Mais le médecin ne croit sa tâche accomplie que lorsque son ma-

lade a passé longtemps avec tous les attributs d'une forte
santé, et le malade lui-même ne doit jamais se croire entiè-
rement rétabli et il évitera avec un soin tout particulier les
causes occasionnelles de la phthisie. Mais nous avons sup-
posé le cas le plus favorable : l'enfant avait en naissant, et
par le seul fait de l'hérédité, une prédisposition au scrofu-
lisme ; d'autres fois, au contraire, il naît avec les attributs
de la scrofulose, et alors c'est une véritable maladie déclarée que nous avons à combattre, ce qui rentre encore dans
notre sujet, puisqu'en le guérissant de la scrofule, nous le
préservons souvent de la phthisie.

Scrofule. — *Traitement.* — Si nous ouvrons un auteur
ayant traité la scrofule, nous sommes frappés d'abord de la
grande quantité de médicaments que l'on a employés pour
combattre cette diathèse ; ce qui nous frappe encore, c'est
que ces médicaments ne sont pas analogues, mais quelquefois contraires et tout à fait opposés. Ainsi, on y voit figurer
le traitement mercuriel à côté des martiaux. Ceci nous in-
dique d'abord que cette question fut la source de nombreuses études, ensuite que l'obscurité règne encore sur ce
chapitre. La prophylaxie de la scrofule se résoud à celle que
nous avons indiquée dans l'article précédent pour la phthisie
pulmonaire, puisque ces deux diathèses, également héréditaires, reconnaissent à peu près les mêmes causes (mariages consanguins, différence d'âge des époux, scrofule
confirmée chez les deux ou chez l'un, voy. chap. III). Mais
ici nous pouvons dire que tout ne se réduit pas à la prophylaxie ; nous avons un traitement rationnel, qui, s'il n'est pas
infaillible, nous laisse compter des succès. Chacun des auteurs qui ont étudié la scrofule a laissé son nom attaché à une
médication ; nous les indiquerons autant que possible, sans
dissimuler notre préférence pour la médication iodée.

a) Médicaments minéraux.

Médication iodée. — Lugol l'employait de préférence à
toute autre, et on peut dire que ce fut lui qui la mit en honneur. On donnait l'iode sous diverses formes : primitivement à l'état de sirop ou d'alcoolat. Lugol, après avoir em-

ployé l'iode sous cette forme, préféra le faire dissoudre dans l'iodure de potassium; il donnait cette médication à dose progressive, en commençant à faire prendre 2 à 3 centigr. et allant progressivement jusqu'à 7. M. Payan avait proposé une potion contenant 75 centigr. d'iodure de potassium, qu'il faisait prendre dans la journée. On conçoit que le véhicule pouvant être très-varié, la forme de la potion sera variable elle-même. Je crois que ces doses sont faibles, et je ne craindrais pas, d'après les faits observés, de donner l'iodure de potassium à la dose de 1 gramme par jour chez les adultes et 0^{gr},50 chez les enfants, en maintenant cette dose. Jusquelà on ne prenait l'iode qu'à l'intérieur, lorsque Lugol eut encore l'idée de l'employer à l'extérieur, en bains; 7 à 9 grammes d'iode dissous dans 20 à 30 grammes d'iodure de potassium suffisaient pour un bain d'adulte. Ces bains avaient, on le comprend, une double action : l'une locale, s'exerçant sur la peau et sur les accidents dont la peau est le siége; l'autre générale, ayant pour effet d'arrêter les progrès des autres manifestations scrofuleuses. Enfin, on a employé l'iode, associé à l'axonge, en frictions, pour combattre les accidents locaux et plus particulièrement pour provoquer la résolution des engorgements ganglionnaires scrofuleux. Parmi les partisans de la médication iodique, nous citerons, avec Lugol, Guersaut, Baudelocque et Jolly.

Médication mercurielle. — Basée sur les rapports ou la ressemblance apparente des deux diathèses syphilitique et scrofuleuse, cette médication fut soutenue par Hufeland. Parmi les médecins qui l'ont employée, chacun, comme on le remarque d'ailleurs dans le traitement de la syphilis, a eu sa préparation mercurielle de prédilection. Fothergill employait le calomel et le sublimé; Portal y associe les antiscorbutiques; Hufeland a préconisé le sulfure noir. Les frictions avec une pommade au proto-iodure paraissent avoir donné des succès.

Médication antimoniale. — Elle fut préconisée par Lewis et Malouin. Thompson et Cullen l'emploient. On a aussi fait usage de préparations arsenicales. Le chlorure d'or entre les mains de Lalouette aurait donné de bons résultats.

Médication ferrugineuse. — Les préparations de fer exercent sur l'organisme une action roborante générale incontestable ; il n'est donc pas étonnant que dans la scrofule on ait essayé leur emploi ; car souvent dans cette diathèse elles sont même commandées par l'état de débilitation et d'anémie. D'ailleurs on peut associer l'iode au fer, et le sirop d'iodure de fer me semble parfaitement remplir les indications. Cette médication fut employée par Bertand et Kæmpf.

Médication sulfureuse. — Eaux sulfureuses à l'intérieur, bains sulfureux formaient à eux seuls tout le traitement que Bordeu faisait suivre aux scrofuleux ; d'ailleurs Bordeu était de Barèges, et on comprend jusqu'à un certain point cette préférence pour les sulfureux. Nous n'allons pas jusqu'à nier l'action des eaux sulfureuses, mais nous dirons de celles-ci ce que nous disons de toutes. Sans leur retirer toute action, nous pensons que les conditions d'hygiène et d'alimentation dans lesquelles se trouvent souvent aux eaux les malades qui vont prendre une saison, le repos intellectuel qu'ils y trouvent, les exercices nombreux qu'on y fait, suffisent très-souvent à eux seuls pour nous expliquer le mieux-être de leur situation.

Médication alcaline. — Kortum et Baumes pensaient que les acides dominent dans toutes les humeurs des scrofuleux ; ils basaient sur cette idée théorique une médication alcaline, qui avait pour but de neutraliser cette acidité. Les sels alcalins les plus variés furent tour à tour employés ; nous les énumérerons même pas. M. le professeur Wieger les emploie avec avantage. Les eaux de Kreuznach sont employées dans ce but. Nous ne terminerons pas la liste des médications minérales sans parler de celle que le docteur Churchill vient de préconiser. Les hypophosphites alcalins seraient, d'après lui, appelés à rendre de grands services. J'ai eu occasion, dans la clientèle de mon père, de les employer une fois avec le quinquina ; cette médication m'a réussi très-bien ; je rapporterai cette observation plus loin.

b) Médicaments végétaux et antiscrofuleux.

On les divise en amers et astringents. On y compte les décoctions ou sirops faits avec le suc de certaines crucifères (cresson, cochlearia, raifort, chicorée, saponaire), ou de labiés (sauge, romarin, mélisse). Les feuilles de noyers, employées en décoctions ou sirops et en bains, ont produit de bons effets.

Quinquina. — Beaucoup de médecins ont exalté les propriétés du quinquina. Fordyce, Fothergill, Burns l'estimaient. Mon père me dit en avoir obtenu de très-beaux résultats, surtout lorsqu'il l'employait au début de la scrofule. La ciguë aurait donné des guérisons à Fothergill et à Hufeland.

Huile de foie de morue. — S'il est un médicament qui ait été expérimenté, c'est bien à coup sûr l'huile de foie de morue; je me hâte de dire que dans presque tous les cas où je l'ai vu employer, elle a modifié heureusement la constitution des malades. Mais c'est un médicament difficile à prendre, dont l'usage doit être continué pendant très-longtemps, et qui demande à être employé dès le début. Comment agit-il, est-ce par le corps gras? est-ce par l'iode? J'admets plutôt la première supposition que la seconde, mais je crois que c'est par l'action combinée des deux principes, car on ne pourrait obtenir le même résultat en donnant de l'huile simple, ni un effet aussi prompt par l'iodure de potassium, contenant cependant beaucoup plus d'iode que l'huile de foie de morue. On a aussi employé l'eau de goudron intus et intra pour modifier les surfaces. Cullen enfin préconise les bains froids comme le meilleur de tous les anti-scrofuleux. C'est à chaque médecin à choisir dans toute cette longue liste de médicaments que l'on oppose à la diathèse scrofuleuse. Pour nous, nous indiquerons la préférence basée sur des observations que nous donnons, parmi les médicaments minéraux, aux préparations iodées et plus particulièrement à l'iodure de fer, et, parmi les médicaments végétaux ou anti-scrofuleux, au quinquina et à l'huile de morue. Nous conseillons aux praticiens l'expérimentation du sirop de Churchill.

La nommée M... T..., 33 ans, ayant eu sa mère phthisique, est prise, au printemps, de toux opiniâtre et sèche; quelques crachats sanguinolents; amaigrissement, sueurs. Mon père prescrit : alimentation tonique et douce; vin de quinquina, sirop de Churchill. — Cautères sous les clavicules. — Hygiène parfaitement réglée. — Guérison au bout de deux mois.

Des trois grandes causes prédisposantes, une seule nous reste à étudier : c'est la contagion. J'ai dit au chap. V que, dans certaines limites et dans certains cas, je l'admets ; mais qu'il est nécessaire, pour qu'elle s'exerce, que le contact soit prolongé et immédiat ; qu'on la voit surtout se manifester entre le mari et la femme, et qu'il faut de plus que la phthisie soit confirmée. Ainsi donc la femme d'un phthisique pourra sans danger soigner son mari, mais s'abstiendra de partager son lit, et si elle couche dans sa chambre, elle aura soin que l'air soit suffisamment renouvelé. Le coït sera sévèrement défendu dans l'intérêt des deux. On voit qu'il y a loin de ces préceptes prudents et hygiéniques à la frayeur extrême qui, en 1782, dictait au roi de Naples cet édit par lequel « les médecins ou ecclésiastiques qui ne dénonçaient pas leurs malades phthisiques étaient condamnés à l'amende et au bannissement. »

Enfin, nous recommanderons aux proches parents du phthisique, nécessairement en proie à des peines morales et physiques, une forte alimentation.

Les professions et les climats doivent être pris en grande considération au point de vue prophylactique. Cependant ce sont encore des questions sur lesquelles le médecin est rarement appelé à donner son avis. Les gens riches mettent dans les pensions des enfants scrofuleux ; les gens pauvres enferment dans des usines ou dans des établis de cordonniers des enfants qui en sortent phthisiques, parce qu'ils y étaient entrés scrofuleux et que le médecin n'avait pas été consulté ; en général, on peut dire qu'il faut une position active, et autant que possible dans un air non vicié, aux enfants qui sont menacés, soit par hérédité, soit par scrofule, de la diathèse tuberculeuse. Mais on évitera surtout ces professions qui, à elles seules, pourraient déjà développer la phthisie (tels que tailleur de pierre, aiguiseur), professions dont d'ailleurs nous avons eu l'occasion de parler dans l'étiologie. Le climat est non moins important au point de vue prophylactique. Nous sommes de ceux qui pensent qu'envoyer dans des climats chauds un individu atteint de phthisie confirmée, c'est, dans la grande majorité des cas, ne pas lui être utile et quelquefois c'est lui être directement nuisible. Mais il n'en est plus de même lorsqu'il s'agit d'éteindre la maladie en germes, c'est-à-dire la prédisposition. Nous y reviendrons plus loin et nous examinerons les stations hivernales d'Espagne. Que si le pays habité par l'individu chez lequel on craint le développement de la phthisie est soumis à des variations brusques de température, cet individu est dans des conditions on ne peut meilleures pour voir éclater la scrofule. L'envoyer, si sa position le lui permet, dans des climats doux à température uniforme, c'est donc d'abord remplir une première et importante indication. Mais de plus diminuer les chances de pneumonie ou de bronchite, qui à elle seules suffisent pour faire éclater la phthisie, c'est remplir la seconde. Que les employés qui par leur position sont forcés de résider où leur administration les envoie, demandent, dans le cas de prédisposition, à être envoyés dans un climat à température uniforme, en appuyant leur demande de l'avis de leur médecin. Qu'un enfant scrofuleux ou de parents suspects au point de vue diathésique soit envoyé, même alors qu'il ne se plaint de rien, pendant l'hiver et l'automne, dans des stations hivernales convenables (Madère, Valence, Malaga). Que les gens pauvres, qui ne peuvent faire ces voyages, maintiennent, autant que possible, chez eux une température égale, et s'exposent le moins qu'ils le pourront aux causes occasionnelles et particulièrement aux refroidissements.

Nous avons vu combien il est difficile aux pauvres d'éviter les causes prédisposantes; nous allons voir qu'il ne leur est guère moins difficile de se soustraire à l'influence des causes déterminantes. Qu'on dise à un ouvrier : « Évitez le froid, nourrissez-vous bien, craignez l'air vicié. » Il vous répondra : « Mais le froid, je ne peux l'éviter qu'en quittant ma position, et ma position c'est ma vie; ma nourriture est aussi difficile à changer que mon état, car de l'un dépend l'autre. » On voit donc que si nous pouvons et devons faire ces recommandations aux riches, elles n'ont plus chez les pauvres aucun intérêt pratique. Il ne faut pas leur demander plus qu'ils peuvent faire, mais surveiller à ce qu'ils exécutent bien les prescriptions faites. Qu'un homme qui par sa position est exposé au froid porte des habits en rapport avec le froid qu'il ressent. Qu'il évite toute répercussion sudorale. Qu'aussitôt qu'il est atteint ou de bronchite ou de pneumonie, il appelle le médecin ou entre à l'hôpital. Qu'au lieu de passer son dimanche dans les cabarets ou les brasseries à y boire ce qu'il a gagné dans la semaine, sauf à se servir tous les autres jours d'une nourriture grossière, il répartisse entre chaque jour de la semaine le fruit de son travail, et l'emploie à se procurer une nourriture saine et fortifiante. Nous sommes donc arrivés en dernière analyse à l'instruction des masses comme moyen prophylactique de la phthisie.

Il nous reste à examiner un dernier ordre de causes, les inflammations des voies aériennes dégénérant ou pouvant dégénérer, chez un individu prédisposé, en pneumonie caséeuse et entraîner la phthisie. Il est donc du devoir du médecin d'avertir l'individu chez lequel la prédisposition existe de toute la gravité d'un simple rhume, et lorsqu'il est appelé pour une bronchite ou une pneumonie déclarée, il doit, sans temporiser, la traiter avec énergie, car chaque moment de retard est un pas fait vers la phthisie. Les émissions sanguines générales ne nous semblent indiquées que si la constitution est encore robuste et si, appelé au début, le médecin espère juguler l'affection ; dans le cas contraire, il faut s'en abstenir et traiter ces affections d'après les règles indiquées par tous les auteurs et impossibles à donner ici, car elles varient avec chaque individu. Si l'on est appelé pour une hémoptysie, la première question à se poser est celle de savoir si l'hémoptysie que l'on observe précède le développement ou accompagne la formation des cavernes. Dans le second cas, son traitement rentre dans celui de la phthisie; dans le premier cas, au contraire, il faut avoir toujours présent à l'esprit que le sang contenu dans les alvéoles peut à lui seul déterminer la phthisie, et tous les efforts du médecin doivent donc être dirigés en vue de favoriser la résorption. Rappelons enfin, en finissant, que les pneumonies chez les emphysémateux doivent être particulièrement surveillées. Pour ce qui est des causes morales au point de vue prophylactique, on ne peut rien dire de général, car le traitement variera à l'infini; c'est au médecin qui a la confiance des familles à montrer quelles suites graves peuvent avoir les peines morales sur la santé, et à triompher par la persuasion de cette cause si difficile à vaincre.

CHAPITRE VII.

DES STATIONS HIVERNALES D'ESPAGNE AU POINT DE VUE DE LA PROPHYLAXIE DE LA PHTHISIE.

J'avais rassemblé de quinze à vingt observations tendant à prouver le rôle de la scrofule dans la tuberculose; mais j'ai pensé qu'un nombre relativement si restreint ne serait pas de nature à appuyer et à établir ce fait de causalité entre les deux diathèses, fait de plus qui n'est nié presque par personne, et j'ai cru utilement le remplacer par une étude sommaire des stations hivernales : c'est peut-être un peu cette question qui a dicté le choix du sujet à l'Académie de Grenade; en tous cas, nous pouvons dire que, sous ce rapport, l'Espagne est bien partagée. Valence et Malaga, si différentes au point de vue du climat, sont devenues célèbres depuis que M. Cazenave en a fait le sujet d'une étude approfondie, dont nous parlerons à l'instant. Cette idée de l'expatriation des individus prédisposés à la phthisie est certainement la première qui vient à l'esprit du médecin, et, comme je le disais plus haut, si, à notre avis, les climats sont impuissants dans la guérison de la phthisie déclarée, ils ont une immense influence sur la prédisposition à cette maladie. M. Villemin, dans un rapport publié dans la *Revue d'hydrologie* en 1865, donne de l'ouvrage de M. Cazenave une idée qui est à peu près celle-ci :

La question des stations hivernales fut de tout temps un objet d'études, et nous voyons les anciens médecins appeler notre attention sur différentes villes, différents climats propres à consolider la guérison ou à affermir la convalescence. C'est ainsi que depuis bien longtemps Nice, Madère, Cannes, Pise étaient signalées à l'attention des médecins. Mais on envisageait un des côtés de la question; on en laissait deux dans l'ombre. On avait bien étudié le climat en lui-même, mais on négligeait l'étude des tempéraments, l'étude des maladies au point de vue des stations hivernales, et surtout le rapport qui existait entre telle constitution donnée et le climat où l'on envoyait le malade : ainsi la question est complexe.

L'ouvrage de M. Cazenave est divisé en trois parties. La première est consacrée à l'étude générale du climat d'Espagne. Après cette synthèse, l'auteur, dans la seconde partie, nous donne une attrayante analyse du climat de chaque ville principale ou des plus importantes de la péninsule. Je ne parle pas de la troisième partie de l'ouvrage, car elle traite des eaux minérales d'Espagne, ce qui ne rentre pas dans mon sujet.

Nous allons donner quelques détails sur les deux premières parties du livre de M. Cazenave.

La péninsule ibérique forme au sud-ouest de la France, un quadrilatère irrégulier. Ses principales chaînes de montagnes s'étendent du nord-est au sud-ouest, la divisant en deux triangles, qui représentent deux zones bien distinctes au point de vue qui nous occupe. Le triangle supérieur, dans lequel se trouve Madrid et toutes les villes du nord et de l'ouest, est ouvert à tous les vents. Il n'y a là aucune station hivernale présentant quelque intérêt, mais des villes bâties sur des hauteurs ou des montagnes déboisées, où les variations de température brusques seraient précisément l'opposé de ce que nous recherchons pour les phthisiques.

Le climat en général, l'étude des eaux, l'hygiène des habitations, les moyens de subsistance, l'étude des terrains, la météorologie forment autant de chapitres de cette première partie. Nous voudrions pouvoir examiner plus minutieusement ces différents chapitres, et ne pas nous borner à en donner un court sommaire : mais le temps ne nous le permet pas, et ce serait redire ce que tout le monde peut lire dans l'ouvrage de M. Cazenave. Cette étude cependant aurait pour nous un avantage en ce sens qu'elle nous montrerait, comme dit M. Villemin, le niveau des études dans ce beau pays qui, après avoir brillé d'un vif éclat, avait tardé à suivre les nations voisines dans leur régénération scientifique.

La description des villes du second triangle, ou triangle

maritime, fait l'objet de la seconde partie de l'ouvrage de M. Cazenave. Cette seconde partie est peut-être encore plus attrayante que la première, et au milieu des brillantes descriptions de chaque ville, nous voyons la préférence marquée que l'auteur donne à deux villes : Valence et Malaga. La première, qui se ressent encore du génie arabe, grâce à sa canalisation, présente une végétation luxuriante et jouit d'une température douce : les rosées sont abondantes si les pluies sont rares. C'est un climat chaud et humide. Malaga, comme Valence, est défendue des vents du Nord; la moyenne de température est à peu près celle d'Alger ou de Madère. L'atmosphère est sèche et chaude. Il y a, continue l'auteur, deux espèces de phthisiques : les uns à sensibilité exagérée, chez lesquels domine le tempérament nerveux, chez lesquels les fonctions de la peau se font mal. Envoyez-les à Valence, mais redoutez pour eux une atmosphère excitante, comme Malaga. Chez d'autres phthisiques, au contraire, on voit dominer le tempérament lymphatique; ils sont mous, apathiques; c'est à ceux-là que convient le climat de Malaga.

Entre ces deux villes si opposées comme climat, l'auteur place Murcie à variations de température brusques ; Cadix, moins avantageuse à cause de la pluie et du vent assez fréquents; Séville, ne formant pour ainsi dire qu'un charmant jardin, mais qui est visité par la fièvre de malaria ; enfin Grenade, « la cité mauresque qui renferme l'Alhambra, » dont la hauteur au-dessus du niveau de la mer est grande et les variations de température assez considérables.

Si je n'avais pas résolu de me borner aux stations hivernales d'Espagne, j'aurai pu indiquer et discuter celle du midi de la France : j'aurais parlé de Nice et de l'Italie; Nice, dont on a surfait la réputation au point de vue de la prophylaxie de la phthisie, et qui, n'en déplaise à ses habitants, est la ville où l'on devient phthisique très-vite à cause des transitions subites et fortes de température. J'aurais parlé de Venise, de Rome, de Naples; enfin j'aurais terminé par l'exposé des stations hivernales d'Afrique, et j'aurai pu, à ce sujet, rapporter sur le climat d'Alger une longue discussion de M. Costallat (*Journal des connaissances médicales*, avril 1837), dans laquelle ce dernier montre, en termes énergiques, sa prédilection pour le climat africain.

Je me résume : l'Espagne a deux stations hivernales, remarquables entre toutes les autres, remarquables en ce sens qu'elles conviennent aux deux espèces de tempérament que nous voyons le plus souvent chez les enfants menacés de phthisie.

CHAPITRE VIII.

CONCLUSIONS.

De tout ce qui précède je conclus :

1° Que du traitement de la phthisie, seul le traitement prophylactique est vraiment efficace ;

2° Qu'il ne doit son efficacité qu'à l'étude raisonnée des causes ;

3° Que ces causes ne peuvent être connues qu'avec la nature même des phthisies, c'est-à-dire avec des données anatomo-pathologiques précises ;

4° Que, parmi ces causes, l'une d'elles, reconnue depuis longtemps, mais mal expliquée, la scrofule, a une immense influence sur le développement de la phthisie, et doit par conséquent être combattue d'abord ;

5° Que de l'étude de la scrofule, jusqu'ici mal faite et mal comprise, il résulte, non pas comme on l'a dit souvent, que la diathèse scrofuleuse est identique à la diathèse tuberculeuse, mais que souvent la première est cause de la seconde ;

6° Que de toutes les phthisies admises par Bayle, Morton et Portal, deux seulement doivent rester ;

7° Que de ces deux espèces de phthisies, la plus fréquente, c'est la pneumo-caséeuse, qui peut engendrer la tuberculeuse ;

8° Que la phthisie est héréditaire ;

9° Que si la contagion ne doit pas être acceptée dans tous les cas, elle doit être admise dans une certaine mesure ;

10° Que le traitement prophylactique est un traitement long, et que l'on doit surtout s'attacher à combattre la scrofulose partout où on la rencontre ;

11° Que l'hérédité tient à la manière irréfléchie dont se font les mariages ;

12° Que des indispositions en apparence très-bénignes peuvent, chez des individus prédisposés, amener directement à la phthisie, et doivent par conséquent être l'objet de précautions minutieuses ;

13° Que les stations hivernales sont d'une importance capitale dans la prophylaxie de la phthisie;

14° Que l'Espagne a deux stations hivernales, Valence et Malaga, à climat opposé, dont le médecin doit tenir cas, et pouvant, lorsque l'on a reconnu le tempérament du malade, donner une grande ressource pour la prophylaxie de la phthisie.

FIN.

STRASBOURG, TYPOGRAPHIE DE G. SILBERMANN.

www.ingramcontent.com/pod-product-compliance
Ingram Content Group UK Ltd.
Pitfield, Milton Keynes, MK11 3LW, UK
UKHW020030080726
13614UKWH00004B/1678